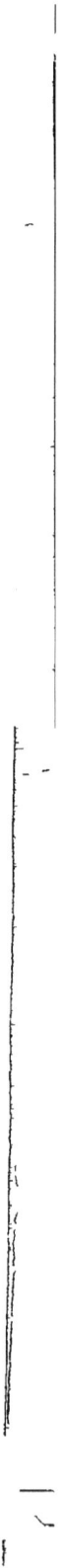

VARICES CONGÉNITALES

DU

SYSTÈME VEINEUX SUPÉRIEUR

PAR LE D' J. VOITURIEZ,

Chef de Clinique chirurgicale à la Faculté libre de Lille.

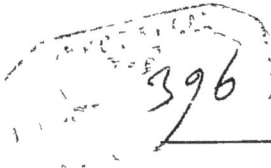

396

AVEC DEUX FIGURES.

LILLE,

AU BUREAU DU *JOURNAL DES SCIENCES MÉDICALES*,

56, RUE DU PORT.

1887.

VARICES CONGÉNITALES

DU

SYSTÈME VEINEUX SUPÉRIEUR

PAR LE Dr J. VOITURIEZ,

Chef de Clinique chirurgicale à la Faculté libre de Lille.

AVEC DEUX FIGURES.

LILLE,

AU BUREAU DU *JOURNAL DES SCIENCES MÉDICALES*,

56, RUE DU PORT.

1887.

SUR UN CAS DE VARICES

DU SYSTÈME VEINEUX SUPÉRIEUR

PAR LE Dr J. VOITURIEZ,

PAR LE Dr J. VOITURIEZ,

Chef de Clinique chirurgicale à la Faculté libre de Lille.

Les varices des membres supérieurs constituent une véritable rareté pathologique. Les auteurs classiques sont à peu près muets à ce sujet ; Fournot (1), dans sa thèse, inspirée en 1879 par Verneuil, n'en fournit que trois cas probants ; enfin, L. Petit (2) résumant un an plus tard toutes les observations connues, y compris celle de Baiardi (3), n'a pu en réunir que sept, car on ne peut véritablement compter, pour observation, les allusions écourtées que l'on rencontre, de ci de là, dans les auteurs. Schwartz (4), dans son récent article du Dictionnaire, néglige de même les varices intéressant le système veineux supérieur. Il ne nous paraît donc pas inutile de publier, avec quelques détails, une observation que nous avons recueillie dans le service de M. le Dr Duret, et qui présente des caractères d'une netteté toute particulière. Le dessin que nous y joignons, dû à la plume habile de M. Pérignon, élève du service, nous permettra d'abréger la description topographique des varices ; il donne, en outre, une idée très exacte de la réalité.

---

(1) *Considérations sur les varices du membre supérieur.* Paris, H. Parent, 1879.

(2) *Sur les varices du membre supérieur*, par L. H. Petit. — *Union médic.* Paris 1880

(3) Cité par L. H. Petit. *Op. cit.*

(4) Art. *Veines.* — *Dict. de méd. et chir. prat.* T. 38.

OBSERVATION :

Varices congénitales du système veineux supérieur.

Le nommé B..., âgé de 35 ans, entre à l'hôpital de la Charité le 5 juillet 1887, pour des contusions multiples.

En découvrant le tronc du malade, on constate, à première vue, que tout le système veineux superficiel des membres supérieurs et de la paroi antérieure du thorax, jusqu'à la saillie apparente formée par le bord inférieur du grand pectoral, se présente sous l'aspect d'un réseau flexueux, se dessinant en relief sous la peau.

Membre supérieur gauche. — Les veines de la main ne présentent pas de saillie plus considérable qu'à l'état normal ; cependant, au niveau de l'éminence thénar, on remarque quelques varicosités sous-cutanées. Les varices véritables ne commencent qu'au pli du coude ; il existe, au niveau de la réunion de la médiane céphalique ou tronc de la céphalique, une petite tumeur veineuse assez saillante. Au bras, la céphalique et la basilique sont serpentines et dilatées ; dans l'interstice compris entre le grand pectoral et le deltoïde, avant la pénétration de la céphalique à travers l'aponévrose, cette veine s'anastomose, par un réseau à larges mailles, avec les veines de la face antérieure du tronc.

Membre supérieur droit. — Rien d'anormal jusqu'au coude. A ce niveau, on remarque d'abord l'irrégularité de la disposition des veines sous-cutanées ; l'M, qu'on rencontre ordinairement au niveau du pli du coude, n'existe pas ; la veine radiale se continue directement avec la veine céphalique, sans qu'il existe de veine médiane proprement dite. Au bras, la veine céphalique et la veine basilique présentent des caractères analogues à ceux du côté gauche. Mais les sinuosités, les méandres sont plus accentués à droite qu'à gauche.

Face antérieure du tronc. — Dans l'espace quadrilatère constitué en haut par les clavicules, latéralement par le bord antérieur des deltoïdes ; en bas, par le bord inférieur des grands pectoraux, on voit se dessiner sous la peau un réseau veineux à larges mailles ; les veines qui le composent sont sinueuses, dilatées ; leur paroi est épaissie ; lorsqu'on les suit avec le doigt, on sent une dépression en forme de gouttière, le long du trajet du vaisseau.

1° En résumé, cette sorte de plexus fait communiquer la circulation veineuse du bras droit avec celle du bras gauche ; 2° il s'anas-

tomose par des rameaux médians, avec les mammaires internes ;
3° en haut des rameaux viennent se jeter, dans les veines émanées,
des jugulaires externes et antérieures ; 4° en bas, les varicosités
cessent brusquement en dessous des muscles pectoraux.

Face postérieure du tronc. — L'inspection ne permet de noter
aucune trace de réseau veineux apparent sous la peau ; mais on remarque, au niveau des deux omoplates, des veinosités superficielles,
d'aspect étoilé, disséminées irrégulièrement et dues à des ectasies des
veines de la peau. Sur la ligne médiane, au niveau de la 4° et 5° ver-
tèbre dorsale, on constate des veinosités d'aspect analogue.

Tête et cou. — Les veines de la face ne sont pas turgides ; les
jugulaires mêmes ne sont pas saillantes dans la position debout, le
malade respirant tranquillement ; mais si on lui prescrit de fermer la
bouche et de faire effort, on constate une énorme dilatation des veines
jugulaires externes, ainsi que la figure en rend compte.

Le malade étant placé dans le décubitus dorsal, on remarque un
pouls veineux très manifeste, qui cesse dans la position debout. Le
soulèvement veineux est nettement présystolique, c'est-à-dire qu'il
coïncide avec la systole auriculaire. Pour s'en assurer, il suffit de
prendre le pouls carotidien avec le doigt, pendant que l'œil suit les
oscillations de la jugulaire ; on s'aperçoit alors que le soulèvement
veineux n'est pas synchrone du pouls carotidien, mais lui succède.

Le système veineux inférieur ne présente aucun signe d'ectasie ;
pas de varices des membres inférieurs, du scrotum ; pas de varicocèle ;
pas d'hémorrhoïdes. Par conséquent, la veine cave inférieure et la
veine porte ne sont nullement atteintes.

L'exploration du cœur ne révèle ni hypertrophie, ni dilatation ;
l'orifice de la tricuspide et celui de l'artère pulmonaire ne sont le
siège d'aucun bruit anormal.

Pas de souffle aortique ; nulle trace de compression des troncs
veineux artériels ou bronchiques, pas une tumeur médiastine, pas de
persistance du thymus. D'ailleurs, ainsi que nous l'apprend le
malade, ces varices du système veineux sont congénitales. Dès la
naissance, sa mère s'en est aperçue et avait conçu des inquiétudes à
ce sujet.

Comme antécédents personnels et héréditaires, on ne relève rien
d'intéressant. Le malade a eu, il y a sept à huit ans, un érysipèle.

Comme signes fonctionnels, le malade accuse depuis l'enfance des bourdonnements d'oreille, des lourdeurs de tête, des épistaxis à répétition.

Il n'existe, dans les membres supérieurs, ni atrophie, ni œdème ; la force musculaire est conservée : M. G. 60, M. D. 65 au dynamomètre ; pas de cyanose, pas d'altération de la sensibilité. Pas de crampes, de démangeaisons et de fourmillements.

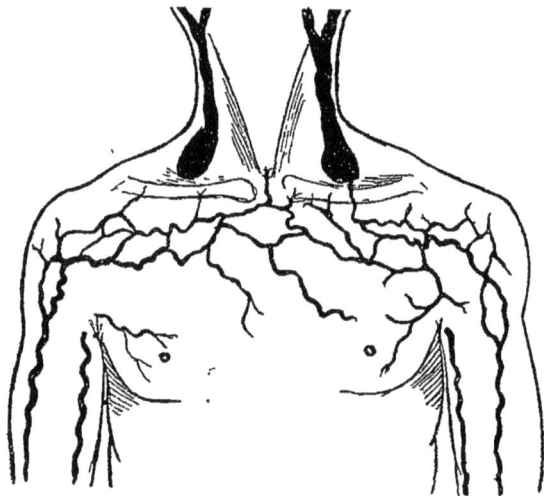

Figure 1.

Si l'on se rapporte aux signes cliniques présentés par ce malade, on verra qu'il est nécessaire de mettre en cause la veine cave supérieure. En effet, les varices siégeaient symétriquement aux deux membres supérieurs ; en outre, la dilatation portait aussi sur les veines cervicales ; l'obstacle à la circulation veineuse siégeait donc en-dessous des troncs brachio-céphaliques veineux, c'est-à-dire au niveau de la veine cave supérieure qui les reçoit.

On ne constatait d'ailleurs nulle trace de tumeur médiastine, pas de persistance ou d'hypertrophie du thymus qui aurait donné une matité rétro-sternale ; pas d'anévrysme. Il s'agissait enfin d'une affection *congénitale*.

Le cœur, exploré avec soin, était indemne ; l'auscultation permettait de reconnaître les deux bruits normaux ; pas de souffle au niveau des orifices de l'artère pulmonaire et de la valvule tricuspide.

Quelle est donc la nature de la lésion ? Il ne s'agit pas d'une oblitération complète de la veine cave supérieure. Les signes cliniques de l'obstruction de la veine cave supérieure ne sont pas cependant sans rapports avec ceux que nous avons observés. Si nous résumons, d'après Lancereaux (1) et M. Reynaud (2), les symptômes de cette affection, nous trouvons que Little, Martin-Solon, Oulmont, Ball ont constaté des vertiges, des bourdonnements d'oreille, des œdèmes portant sur la tête, le cou, les bras et la face antérieure du tronc, en même temps qu'une dilatation de tout le système veineux, en amont de l'obstacle.

Cruveilhier cite de même (3) « un cas de varices serpentines cervicales et thoraciques des deux côtés, chez une femme qui avait une oblitération de la veine cave supérieure, et d'un seul côté, chez un individu qui avait une oblitération du tronc veineux brachio-céphalique droit. L'une et l'autre oblitération avaient pu être diagnostiquées. »

Dans notre cas, existaient des phénomènes analogues à ceux qu'ont rapportés Lancereaux et Reynaud, mais atténués. C'est qu'il n'existe pas d'oblitération véritable chez notre malade, mais simple rétrécissement. En effet, au moment de chaque systole auriculaire, il y a un reflux très net dans les veines jugulaires ; ce reflux, qui s'explique par le fait de l'insuffisance des valvules par suite de la dilatation de la veine, ne saurait avoir lieu évidemment, dans le cas où toute communication serait interrompue entre la jugulaire et l'oreillette droite.

---

(1) Art. *Veines caves.* — *Dict. des Sc. méd.*

(2) Art. *Veines caves.* — *Dict. de méd. et chir. prat*

(3) Cruveilhier. *Traité d'anat. pathol. générale.* T. II, p. 810. — Paris, J.-B. Baillière 1852.

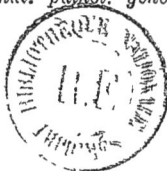

La coarctation siège-t-elle au-dessus, ou au-dessous du point où l'azygos vient déboucher dans la veine cave supérieure, il est difficile de le dire. L'on sait que les azygos constituent une voie de circulation collatérale entre les deux veines caves ; mais cette voie n'est pas la seule ; le système des veines intra et extra-rachidiennes contribuent au même résultat ; et, dans une certaine mesure, les veines thoraco-abdominales antérieures (mammaire interne et épigastrique) peuvent fournir une voie de dérivation importante.

Au point de vue étiologique, si nous interrogeons successivement les observations de Lamorier, Girod, Cartier, Baïardi, Fournot, Chrysaphis, nous trouvons que le plus souvent l'affection s'est montrée congénitalement ; dans plusieurs cas cependant, les varices n'ont acquis leur développement véritable qu'au moment de la puberté, à l'établissement de la menstruation. Le sexe ne paraît pas avoir d'importance.

Quant à la localisation des varices, dans notre cas seul, l'affection occupait les deux bras et le cou Les autres observations ont trait à des varices occupant uniquement un bras et, par conséquent, ne relevant pas d'une altération de la veine cave supérieure.

En outre, il n'existait pas de varices en d'autres endroits du corps, pas d'hémorrhoïdes, de varicocèle, ni de varices des membres inférieurs.

Les symptômes observés ont été quelquefois fort peu accusés, d'autres fois, au contraire, assez précis. La localisation de l'affection à un seul bras a permis de faire l'examen comparatif au point de vue fonctionnel. Fournot, à cet égard, a fourni des renseignements intéressants.

Température. — La température locale a subi dans le bras atteint un abaissement variant de 1° à 2°.

Sensibilité. — La sensibilité tactile est diminuée ; la sensibilité à la douleur est plutôt augmentée ; en outre, il existe souvent des fourmillements. La sensibilité électrique est très diminuée. Ces faits résultent de constatations précises faites par Ch. Richet (1).

Motilité. — Les mouvements sont aisés ; mais on a pu noter parfois une grande diminution de la force musculaire ; c'est ainsi que le côté sain donnant 40 au dynamomètre ; le côté malade ne donnait que 20 et 25. (60 et 20, dans le cas de Baïardi). Le pouls ne subit pas de modification appréciable.

Volume. — Le membre malade est plus volumineux. Sa circonférence, prise au niveau du tiers supérieur de l'avant-bras, a 5 cm. de plus que le côté sain ; au tiers supérieur de l'avant-bras, 4 cm. ; au poignet, 1 cm. 1/2 (Baïardi).

Les deux bras étant également variqueux dans notre observation, nous n'avons pas pu faire de constatations de ce genre.

L'autopsie n'a été pratiquée qu'une fois à notre connaissance ; Lamorier, qui rapporte le fait, dit qu'on trouve les muscles transformés en une substance aréolaire d'apparence caverneuse et gorgée de sang ; les os avaient l'aspect spongieux et avaient diminué de moitié de volume.

L'anatomie pathologique étant ainsi muette, il est difficile de rendre compte, d'une manière positive, de la pathogénie des varices congénitales qui se localisent uniquement sur un point quelconque du système veineux supérieur. Cependant, si celles-là sont mal connues, il n'en est pas de même des varices des membres inférieurs : les conditions dans lesquelles elles apparaissent sont parfaitement établies. Il paraît conforme aux lois de la pathologie générale d'utiliser les données acquises de ce chef, pour les appliquer aux cas qui nous occupent.

Or, toutes les circonstances étiologiques sur lesquelles ont insisté les auteurs, se réduisent, en définitive, à une seule : une gêne de la circulation en retour du sang dans le membre affecté.

Qu'il s'agisse d'une cause professionnelle (station debout prolongée), de la compression médiate d'un tronc veineux par

(1) Fournot. *Op. cit.*

une tumeur ou un viscère; qu'il s'agisse d'une altération ou d'une atonie de la paroi musculeuse de la veine (arthritisme, sénilité, hérédité); qu'il existe enfin des dispositions anatomiques spéciales et congénitales (insuffisance de valvules, rétrécissements, oblitérations); qu'il se soit fait une thrombose d'origine variable, la cause réelle et constante réside dans un obstacle situé entre le cœur droit et les capillaires, obstacle assez considérable pour que la *vis a tergo* puisse difficilement le surmonter. Dès lors, les parois de la veine se dilatent entre deux valvules (dilatations ampullaires); puis à l'ectasie du début, succède l'allongement et le plissement de la veine (varices serpentines); enfin les tumeurs variqueuses apparaissent, résultat du rapprochement des sinuosités variqueuses et aussi des varices des *venœ venarum*.

Si les membres supérieurs sont infiniment moins sujets aux varices, ce fait tient simplement à ce que la circulation en retour s'exécute avec beaucoup plus de facilité : enfin, dans le cou et la tête, la pesanteur favorise, au lieu de l'entraver, le reflux du sang vers le cœur.

Il faut donc faire intervenir, quand on rencontre cette variété de varices, une cause assez puissante. L'analyse nous a conduit à admettre, dans notre observation, un rétrécissement de la veine cave supérieure : le rétrécissement étant congénital, il est permis de rechercher à expliquer, par un défaut dans le développement, la serie des phénomènes observés. A cet égard, l'embryologie fournit des renseignements utiles.

Si nous nous reportons à l'étude des vaisseaux veineux qui assurent la première circulation fœtale, nous trouvons d'abord la veine omphalo-mesentérique dont nous n'avons pas à nous préoccuper, car elle n'intervient en aucune façon dans la constitution du système veineux supérieur. Il n'en est pas de même des *veines cardinales* qui, comme nous le verrons, sont au contraire représentées, à l'état adulte, par les vaisseaux qui se jettent dans la veine cave supérieure.

Durant la première circulation embryonnaire, le sang veineux est ramené, de la périphérie vers le cœur, par deux
paires de veines. De chaque côté existe une *veine cardinale
antérieure*, recevant le sang de la tête et des rudiments des
membres supérieurs, et une *veine cardinale postérieure*, recevant le sang de la région inférieure du tronc et de l'extrémité
caudale.

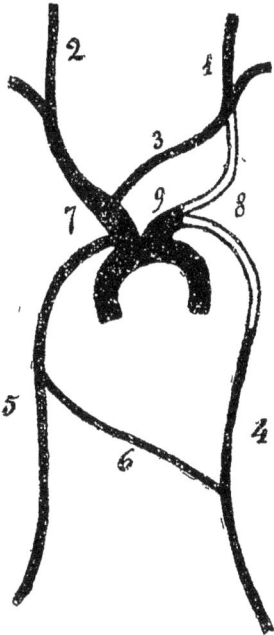

Figure 2.

LÉGENDE

1. Veine cardinale antérieure gauche, dont
une portion s'oblitère.

2. Veine cardinale antérieure droite, qui va
former le tronc brachio-céphalique veineux droit.

3. Anastomose entre les deux veines card.
ant. (tronc brachio-céphalique veineux
gauche).

4. Veine cardinale postérieure gauche (petite
azygos).

5. Veine cardinale postérieure droite (grande
azygos).

6. Anastomose des deux veines card. post.
(qui unit la petite azygos à la grande).

7. Canal de Cuvier droit (veine cave supérieure).

8. Portion oblitérée des deux veines cardinales
gauches.

9. Canal de Cuvier gauche (veine coronaire).

Les veines cardinales antérieures et postérieures du même
côté se réunissent pour former le *canal de Cuvier*, lequel est
donc double à l'origine et se jette dans l'oreillette alors unique.

Bientôt une anastomose vient réunir les deux veines cardinales antérieures, et une autre les deux veines cardinales postérieures : puis, les veines cardinales gauches s'oblitèrent
entre les deux anastomoses qui les unissent au système droit ;
le canal de Cuvier gauche est lui-même réduit à son segment

terminal, le plus rapproché de l'oreillette. Dès lors, le sang veineux, qui avait deux larges voies d'arrivée vers le cœur par les deux systèmes symétriques des veines cardinales et des canaux de Cuvier, reflue en totalité dans le canal de Cuvier droit, resté seul perméable dans toute son étendue.

Si nous recherchons ce que deviennent ces formations embryonnaires à l'état adulte, nous voyons que les veines cardinales antérieures forment les sous-clavières et les jugulaires ; que l'anastomose qui les unit est le tronc brachio-céphalique veineux gauche ; que le canal de Cuvier droit est représenté par la veine cave supérieure. De même. le canal de Cuvier gauche constitue, dans sa portion demeurée perméable, la veine coronaire.

Enfin, la veine cardinale postérieure droite devient la grande azygos, la veine cardinale postérieure gauche et son anastomose constitue la petite azygos.

Il résulte des faits que nous avons énoncés, que la veine cave supérieure (canal de Cuvier droit) doit, à un moment donné, subir une dilatation énorme pour suffire aux besoins nouveaux de la circulation veineuse supérieure et thoracique, qui n'a plus que cette voie unique pour arriver à l'oreillette droite. Si son calibre ne s'accroît pas, de manière à correspondre, à cette fonction nouvelle, il existera un véritable *rétrécissement relatif*, avec exagération de tension du sang veineux en amont de l'obstacle : et la condition suffisante au développement des varices, portant sur tout le système veineux supérieur, sera réalisée.

Sans pouvoir démontrer qu'il en a été ainsi dans notre cas, l'hypothèse nous paraît plausible ; elle est d'ailleurs corroborée par les observations suivies d'autopsie, dont parle Cruveilhier et dans lesquelles une oblitération de la veine cave supérieure avait amené des symptômes analogues, mais plus accentués.

MALFORMATIONS

Du Pavillon dè l'Oreille et du Conduit auditif externe

PAR LE Dr VOITURIEZ,

Chef de clinique chirurgicale à la Faculté libre de Lille.

———

Les malformations du pavillon de l'oreille et du conduit auditif externe ne sont pas rares, mais elles présentent, à cause de l'interprétation des faits tératologiques, un réel intérêt. Néanmoins, les traités spéciaux de Toynbee, de Politzer, sont à peu près muets sur ce sujet; il n'en est pas de même d'Urbantschitsch, qui leur a consacré une importante étude. Ayant eu l'occasion d'observer deux cas de ce genre, nous voulons les rappeler en quelques mots et tacher de les interpréter, d'après les données embryologiques qui paraissent le mieux établies.

OBSERVATION I. — Nouveau-né; enfant à terme, d'aspect normal. L'oreille gauche seule est le siège d'une malformation particulière. L'hélix est normal et régulier; l'anthélix n'existe pas; la conque se trouve relevée et forme une dépression peu profonde; le lobule est bien conformé.

Le tragus existe, mais pas de traces d'anti-tragus; il y a atrésie du conduit auditif; pas de dépression en arrière du tragus; la pression avec le doigt ne permet pas non plus de supposer que, derrière la peau, se trouve un conduit creux,

En avant, à l'endroit où l'hélix adhère à la peau du crâne, il existe un petit pertuis permettant l'introduction du stylet et s'enfonçant jusqu'à 3 millimètres.

OBSERVATION II. — D..., âgé de 22 ans, présente une malformation congénitale de l'oreille droite.

L'examen du pavillon de l'oreille droite présente les particularités suivantes :

Le pavillon a un développement incomplet, mais sa forme générale est conservée. A droite, l'oreille mesure 4 c/m,5 de hauteur sur 1 c/m,8 de largeur. Du côté gauche (sain), l'oreille mesure 6 c/m,2 de hauteur sur 3 c/m,4 de largeur.

L'acuité auditive est à gauche, c'est-à-dire du côté sain, très développée.

Si l'on approche la montre de l'oreille imperforée, le tic-tac n'est perçu qu'au contact.

Si on place la montre sur le pariétal droit, le bruit maximum est perçu à droite ; si on fait de même à gauche, le maximum est perçu à gauche. Si l'on pose la montre sur le vertex, le sujet déclare ne percevoir de prédominance d'aucun côté.

L'examen direct de l'orifice de la trompe d'Eustache ne peut être fait, notre malade ne se prêtant que difficilement aux explorations.

L'hélix est normal, l'anthélix, au contraire, est très irrégulier et présente plusieurs saillies séparées par des anfractuosités.

Les cartilages du tragus et de l'antitragus sont soudés et au-dessus d'eux se trouve une dépression de forme naviculaire, qui paraît être le rudiment du conduit auditif externe. Un peu en avant, au-dessus du tragus, on trouve un petit pertuis arrondi se terminant en cul-de-sac après un court trajet (3 $^m/_m$).

Les deux observations que nous venons de rapporter, relatent une anomalie double : 1° l'atrésie du conduit auditif externe ; 2° l'existence d'un conduit étroit, terminé en cul-de-sac, mais n'occupant pas le siège normal du conduit auditif externe ; d'ailleurs, nous avons observé plusieurs fois cette seconde anomalie chez des sujets sains, dont le conduit auditif était normalement développé et, dans ce cas, le pertuis en question était toujours situé en avant de lui.

Pour interpréter les faits, il est nécessaire de rappeler le développement de l'oreille externe, qui s'explique aisément lorsque l'on connaît le processus général de la formation de la face.

Dès le quinzième jour, se forment les quatre arcs pharyngiens qui interceptent entre eux autant de fentes branchiales ; ces fentes font communiquer librement la cavité du pharynx avec l'extérieur.

Aux dépens du premier arc pharyngien, se forment, entre autres choses qui n'intéressent pas notre sujet, le maxillaire inférieur et le cartilage de Meckel, organe transitoire, long fuseau horizontal qui est tangent au bord supérieur du cercle tympanal et se porte en avant, parallèlement au maxillaire et en dedans de lui. Le deuxième arc pharyngien contribue à former l'apophyse styloïde, le muscle stylohyoïdien, la petite corne de l'os hyoïde : ce second arc est donc situé au-dessous du conduit auditif et sensiblement parallèle au précédent.

La fente branchiale interposée devient plus tard, suivant Reichert, le conduit auditif externe qui communique donc primitivement avec la cavité du pharynx. Puis il se fait un cloisonnement par adhérence des parois du conduit ; ainsi se trouve constituée la cloison tympanique.

Telle était la description la plus généralement admise ; mais d'après les recherches d'Urbantschisch (1), Moldenhauer, les faits ne se passeraient pas ainsi.

Le conduit auditif externe n'est pas le vestige de la première fente branchiale. Il est produit par une dépression, une invagination latérale du revêtement cutané. Le cul-de-sac, qui la termine, forme la membrane du tympan.

Les préparations microscopiques, faites et publiées par Urbantschitsch, permettent, en effet, de suivre la formation de la fossette du conduit auditif, cette fossette se trouve située *en arrière* de la fente pharyngienne et en reste complètement indépendante.

De même, d'après Moldenhauer et Rauber, la trompe d'Eustache est produite par une invagination latérale de l'intestin supérieur, qui se termine par un renflement ampullaire, la caisse. L'endoderme viendrait ainsi s'adosser à l'ectoderme, au niveau de la membrane du tympan, en laissant s'interposer, entre les deux lames épithéliales, une certaine quantité de tissu mésodermique ; ce qui explique la vascularité de la membrane ; ainsi que l'inclusion du marteau dans son épaisseur.

---

(1) Voir Fig. 45. *Traité des maladies de l'oreille*, par Urbantschitsch, traduction de Calmettes. Paris, 1881.

Si l'invagination du feuillet cutané ne se produit pas, on a une absence du conduit auditif. De même, l'absence de caisse et de trompe d'Eustache est causée par le défaut de l'invagination endodermique.

En outre, la théorie d'Urbantschitsch permet d'expliquer l'existence de ces petites fistules auriculaires congénitales siégeant à la racine de l'hélix et qu'Heusinger a, le premier, décrites et interprétées ; en effet, ces fistules ne sont pas autre chose que le vestige de la première fente branchiale ; quelquefois elles sécrètent un liquide lactescent ; en d'autres cas, elles peuvent s'oblitérer et former de véritables kystes congénitaux ; enfin, on les a vues communiquer avec le pharynx. Le plus souvent, elles sont réduites à un *trou borgne* d'une profondeur plus ou moins grande, mais reconnaissables à leur siège, qui est invariable et occupe nettement la racine de l'hélix. Aussi serait-il permis de leur donner le nom de *foramen helicis*, qui aurait pour avantage de fixer le siège et l'aspect de ces fistules.

On peut rencontrer ces fistules congénitales chez des sujets dont le conduit auditif externe est normalement développé ; ce qui démontre d'une manière péremptoire, que le conduit auditif n'a pas pour origine la fente branchiale, puisque le vestige de cette fente existe au-devant de lui d'une manière complètement indépendante.

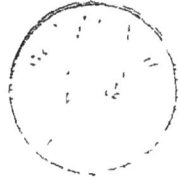

Lille Imp. L. Danel.

www.ingramcontent.com/pod-product-compliance
Lightning Source LLC
Chambersburg PA
CBHW050501210326
41520CB00019B/6309